WORD SEARCH FOR STROKE PATIENTS

STROKE RECOVERY BOOK

```
C W O S Y G W Q Z I
Y P A T I E N T S Y
K E T R X K K E V T
A T N O P W K F N Q
N C K K W O L M U H
G R S E A R C H P S
L L F F G D D X A G
B D X E R S I I Z N
A J Z M G O B Z R Y
P E T P C H O N I J
```

VOLUME 1

GUARA PRESS

WORD SEARCH FOR STROKE PATIENTS: STROKE RECOVERY BOOK: VOLUME 1

If you have found the book helpful, consider leaving an honest review. The comments will be used to improve a more recent version or create more books as needed taking into account the comments.

WWW.GUARAPRESS.COM/WORDSEARCH1

The tips and strategies found within may not be suitable for all situations. This work is being sold with the understanding that neither the author nor the publisher are responsible for the results obtained from the advice in this book.

First Edition: 2021

Cover by Stephanie Sanchez

ISBN 979-8-5290-8584-4

Published by Guara Press
www.guarapress.com

PARTS OF A FACE

```
X E A R W U D C L K I K
T Y Y V L H L H H E L J
I E W E B A V I V E C W
P X M R B I J N O S E U
B G L P P R E L X B Y K
Z U W P L X O E E T E N
M E D O I E O W F K L Y
C F F H Z D U R M I A B
Z G H A H K K O O A S L
X Q Y C B K M O U T H M
G G T S G F F J T R W R
U T U G F O R E H E A D
```

KEYWORD BANK

CHEEK	FOREHEAD
CHIN	HAIR
EAR	MOUTH
EYE	MOUTH
EYEBROW	NOSE
EYELASH	TEMPLE

1

PARTS OF A CAR

```
M H E A D L I G H T N N
V O I K E M O B P G F
F O S P B W T G Z J C
Y D P H A J G J H R H
T I J W T X E I N Q L
K M B T T A N K I D D
S F M D E W G A S O B
X E H Y R M I R R O R
I W A T Y O N Y N R A
Y D V T I R E S E W K
U V X V J V H J C U E
```

KEYWORD BANK

BATTERY	HEADLIGHT
BRAKE	HOOD
DOOR	MIRROR
ENGINE	SEAT
GAS	TANK
	TIRES

PARTS OF A HOUSE

```
B E D R O O M V D G E
Y J V O G M R Q P G K
V Z N O A W Y O A Q C
V B T F L O O R C N B
B A P G I D A I E R A
U C E A A G T H H P S
H K O A N T C Z L Q E
B Y R B A T H R O O M
Q A B O I M R L B I E
A R X K A E U Y G K N
Z D J F R A S O S M T
```

KEYWORD BANK

ATTIC	FLOOR
BACKYARD	GARAGE
BASEMENT	KITCHEN
BATHROOM	PANTRY
BEDROOM	ROOF

3

IN THE KITCHEN

```
T M M N E T T I R A U
A Y D Q M M A U Q G S
U K M A G L A S S E S
I U R E U C L E X S W
B O M T C O K Y Y C N
S P A N C R K O X P P
T P Z E O N N H Z C A
S C L F P O I N W Z B
E O U A O P F P D G G
P Y Z P T O E R C I U
R W S T X E D T X B O
```

KEYWORD BANK

CUP

FOOD

FORK

GLASSES

KNIFE

PAN

PLATE

POT

SPATULA

SPOON

4

IN THE KITCHEN

```
N Q D I S H W A S H E R
C X M C U K R V S L X C
F S I N K U B M O Q H A
W F C H I N A I A V K B
D R R U L W T F P M E I
E E O I P T P N R Q H N
D E W O D B B I N G R E
R Z A F I G O A A S K T
X E V Q S W E A K J D C
D R E Q H C U I R R P P
R B I T G Y R M K D H T
P R T Y L V B U P N W F
```

KEYWORD BANK

CABINET   FREEZER

CHINA   FRIDGE

CUPBOARD   MICROWAVE

DISH   OVEN

DISHWASHER   SINK

               SOAP

5

IN THE BEDROOM

```
B L A N K E T S W D W V
U E N M O L K J S P R N
O Q D R A M P T R E A B
D L I K P T B U S K D N
J F N I G H T S T A N D
F N K J J X E R D H X W
L A M P I R C U E D A D
K H F J D L C G C S U Z
K N K Y M S H E E T S Q
Z G E F H J A C G C G W
N S E H D P I L L O W G
G O Y K D X R E Y D K O
```

KEYWORD BANK

BED	MATTRESS
BLANKETS	NIGHTSTAND
CHAIR	PILLOW
DRESSER	RUG
LAMP	SHEETS

6

TOOLS IN THE HOUSE

```
W  W  B  H  B  L  L  M  U  K  F  A
Y  V  O  I  K  I  A  A  W  N  Y  R
O  Y  S  T  O  O  L  D  C  I  W  U
C  W  C  H  G  P  M  B  D  F  R  L
V  R  I  A  O  W  K  P  R  E  W  E
Q  W  S  M  C  V  M  A  I  J  R  R
V  D  S  M  E  A  E  N  L  E  E  Z
X  G  O  E  H  G  E  L  L  U  N  A
T  Z  R  R  Y  L  V  V  A  S  C  N
E  G  S  Y  D  S  T  M  X  K  H  X
E  D  Z  S  B  I  C  Q  P  V  K  P
N  S  C  R  E  W  D  R  I  V  E  R
```

KEYWORD BANK

DRILL	SCISSORS
HAMMER	SCREWDRIVER
KNIFE	SHOVEL
LADDER	STOOL
RULER	WRENCH

IN THE BATHROOM

```
X D A U Y M K K W S H
N M I I Y G N D E H R
B A T H T U B J J O P
M U Q G R O V O R W T
X K N N A Z I R L E S
S Y V Q S O I L K R H
E V I Q H M Z C E A U
L F X P C S U Q X T I
R F D C A B I N E T S
R W S I N K M L T Z M
X P F H S M P C F U D
```

KEYWORD BANK

BATHTUB   SHOWER

BUCKET   SINK

CABINET   TOILET

MIRROR   TRASH CAN

8

IN THE BATHROOM

```
C C R N H N J J E S D
S O A P A V S T Y Q T
C N Z F I Q L O B T O
K D Y T R A L O S W O
D I V O D A Y T H Q T
S T X W R F N H A P H
T I Y E Y C V P M V B
T O I L E T P A P E R
F N T V R M C S O Y U
N E M O M C X T O A S
I R Z E Q C R E F N H
```

KEYWORD BANK

CONDITIONER   TOILET PAPER
HAIR DRYER   TOOTHBRUSH
SHAMPOO   TOOTHPASTE
SOAP   TOWEL

9

IN THE CLOSET

```
A Z A G Y U I P C X Z
P A J A M A S K I T M
A Y S E O B O H B S F
K X O H A C W D O W V
E D C W O N D B Y E T
V G K G I R S K M A S
F L S B E L T Q W T H
O B T P A N T S I E I
R U N D E R W E A R R
Y Q W M P O V P D E T
C Q M K Z A W J J Y G
```

KEYWORD BANK

BELT	SHORTS
JEANS	SOCKS
PAJAMAS	SWEATER
PANTS	TSHIRT
SHOES	UNDERWEAR

10

KINDS OF SHOES

```
N V H Q H I V W Z G O
S Q P W E R I G U N D
K T A R U Z M S R X U
R Q I S N E A K E R S
Q Y F L I P F L O P S
P I T I E G Q J F T A
Y P V P Z T R L O H N
R R N P K J T O F C D
V H E E L S B O P W A
I V D R E B M X S Z L
Z X P S L O A F E R S
```

KEYWORD BANK

BOOTS   SANDALS
FLIP FLOPS   SLIPPERS
HEELS   SNEAKERS
LOAFERS   STILETTOS

11

BASIC FOODS

T	F	A	R	S	L	T	I	Y	H	P
J	G	K	P	P	U	E	Q	O	S	A
N	X	B	F	M	X	G	V	G	G	C
L	Z	A	U	O	R	G	A	U	I	H
R	A	C	G	T	B	S	W	R	D	I
Z	I	O	G	D	T	Q	Q	T	U	C
V	Y	N	U	I	C	E	B	Y	R	K
H	T	X	X	G	W	V	R	I	C	E
K	T	F	L	C	H	E	E	S	E	N
F	R	Z	X	J	Z	H	A	M	I	S
L	Q	K	T	J	H	O	D	S	B	W

KEYWORD BANK

BACON	EGGS
BREAD	HAM
BUTTER	RICE
CHEESE	SUGAR
CHICKEN	YOGURT

VEGETABLES

```
R E W B C D H W M D X
J D Y Z U C C H I N I
L X K B V H V G O Q F
I N P U M P K I N N W
S Z U S G L N N L Y U
L P C Q P O B G E K N
E O E U C I G E T L D
T O M A T O N R T R P
T X H S P O R A U J L
L K B H Z N N N C P H
O X R W L L I M E H J
```

KEYWORD BANK

CORN   PUMPKIN
GINGER   SPINACH
LETTUCE   SQUASH
ONION   TOMATO
PEA   ZUCCHINI

FRUITS

```
R Z P M C J A C I N J
R N N C U O O W Q E C
G P V C C Y I C L P H
N R O I U K D Y I I Y
A O A J M R R C E H B
E B O P B R C H Y F P
T A Q Z E F N E M Y P
M N I B R O L R A K T
X A D X M P C R N M N
E N G E P J E Y G O B
A A L A P R I C O T E
```

KEYWORD BANK

APPLE   CUCUMBER

APRICOT   GRAPE

BANANA   KIWI

BERRY   LEMON

CHERRY   MANGO

FRUITS

```
D A C W O B B P R B A O
L O R A N G E E L D O
O V C T M G S R A S B
O Q O E P I A C C C V
I T C R A E O B K M H
H D O M P V O V B W R
P I N E A P P L E G Q
T R U L Y A C V R X O
C Z T O A O H B R W M
H R G N S Z E J Y J N
B L U E B E R R Y J Z
```

KEYWORD BANK

AVOCADO   PAPAYA
BLACKBERRY   PEACH
BLUEBERRY   PEAR
COCONUT   PINEAPPLE
ORANGE   WATERMELON

15

IN A FIRST AID KIT

```
Q U W D B T E U X Y W S
J Y N I S W T W U C R T
P Z I D A E D O E T F E
P A I N M E D S X U E R
Y U B G Z Z C Q M K Y I
D O S U P E R G L U E L
D G S N Z R M S J Q D E
M N C U D S R M T D R W
X B A N D A I D S P O I
Q G L D T Y O Z T H P P
L U O S C I S S O R S E
C R E A M T E P H M K S
```

KEYWORD BANK

ALOE   PAIN MEDS
BANDAIDS   SCISSORS
CREAM   STERILE WIPES
EYEDROPS   SUPER GLUE
GAUZE   TWEEZERS

16

VEHICLES

```
V V U B X J O F B I I H
S U U E D W H S B T H E
I V R T Y O T N Z S L L
W B A T R U C K M C K I
Z O D N L A A L Y A N C
B U S L W H I C Z R R O
F I Y I P Z R N U I T P
Z E C U O O P N C D J T
P A F Y T I L M H F J E
U A S O C L A T H E M R
H Q M M A L N F D O F K
C B H Q L Q E I I D V V
```

KEYWORD BANK

AIRPLANE   HELICOPTER

BICYCLE   MOTORCYCLE

BOAT   TRAIN

BUS   TRUCK

CAR   VAN

17

FAMILY

```
N U U N C L E S B C X
V U J R X U D A Q S C
S O N T C H N B D L O
T I B R O T H E R T H
F E S U G W O E N R E
L H P T V R T U D H D
E V R F E H A J A C P
H R U M G R A N D M A
T V W U G L R G D M I
Q P A Q P V J D Y P O
J D C H L Z M O M D A
```

KEYWORD BANK

AUNT   GRANDPA

BROTHER   MOM

DAD   SISTER

DAUGHTER   SON

GRANDMA   UNCLE

18

PARTS OF A BODY

```
X G P F W I U S C M X
K O B N E E X R X M L
B N E Z T E V F H Q J
P J A M O U T H A R M
L E G S L Q W M N C D
S Y A H U B L T D N E
J E P R T C A U S S H
Q S H X S A T C O O K
J C P C M D J N K N C
W Y Y F B A F J C A S
N E O F Q A J S H M A
```

KEYWORD BANK

ARM	FEET
BACK	HANDS
EARS	LEGS
EYES	MOUTH
FACE	NOSE

THINGS IN AN OFFICE

```
V  P  U  K  L  O  M  C  M  C  M  Z  W
F  A  D  E  J  A  D  O  L  V  C
K  P  C  Y  K  G  M  M  U  I  E
Q  E  M  B  C  P  S  P  A  S  P
V  R  H  O  H  X  A  U  V  K  E
Z  C  P  A  A  R  P  T  R  J  N
M  L  P  R  I  N  T  E  R  D  C
J  I  N  D  R  W  P  R  N  E  I
Q  P  G  T  Y  C  P  N  R  S  L
U  G  T  P  L  R  J  Q  X  K  U
Y  C  A  L  C  U  L  A  T  O  R
```

KEYWORD BANK

CALCULATOR   LAMP

CHAIR   MOUSE

CLIP   PAPER CLIP

COMPUTER   PENCIL

DESK   PENS

KEYBOARD   PRINTER

20

IN THE LIVING ROOM

```
H T N B B A K C N L T
M E Y A O O M O A T E
C L Y Z Y D I F P C L
E E I E N H O F L A E
T V D I S S E E A H P
D I D U N F A E N M H
N S C S B P L T T B O
S I Q L B B V A S B N
D O C H A I R B J E E
O N P T M M E L O X Y
I N B C A R P E T H H
```

KEYWORD BANK

CARPET   PLANTS
CHAIR   SOFA
COFFEE TABLE   TABLE
CUSHION   TELEPHONE
LAMP   TELEVISION

IN THE BACKYARD

```
I G A R D E N D I M N
E R R F I E F L P Y Q
B A X I U M K I Z V V
X S C R L C T I D K D
G S N E R L J U G F P
Z I T P L C Z B D L L
X F P I O M Y F F O A
O J P T M G G J O W N
U W E T B E B P H E T
G G Q V D C H A I R S
R X X W U T E W D S T
```

KEYWORD BANK

CHAIRS	GRASS
FIREPIT	GRILL
FLOWERS	PLANTS
GARDEN	POOL

IN THE BACKYARD

```
U X T E J G I K Y D T N
F P Y U G U V J X D Q M
L P J O A D D T T B F H
Q U E P R G A T E F L B
Q F F O A U X Z A P O D
J R L R G T E O L A W N
M C E C E T I H O S E X
E L I H P E A O S E R H
F K S R F R P U T O B T
E U E S F R M V L Z E W
B E N C H S Y E H Z D D
S Q T X L Q M B Q U P X
```

KEYWORD BANK

BENCH   GUTTER

BUSH   HOSE

FLOWERBED   LAWN

GARAGE   PATIO

GATE   PORCH

23

IN THE BACKYARD

```
Q K K K L B R A K E C C
Q J Z Z B H E D E G B
T D L R X E G R R B E
P M Y Q K N T P J Q H
A U Q F V P G W W S I
U R N Q I G Z E J W L
L O P O N D I E X I W
D C T I E F D D O N T
J K W H W M D S L G J
O S S H O V E L O S U
H A M M O C K N Y B Z
```

KEYWORD BANK

HAMMOCK	SOIL
POND	SWING
RAKE	SWING
ROCKS	TREE
SHED	VINE
SHOVEL	WEEDS

BEVERAGES

```
L  I  Q  U  O  R  B  W  H  S  R
D  U  S  B  E  V  U  D  I  G  H
I  O  H  T  G  H  Z  L  C  N  T
P  D  A  Q  H  R  B  E  E  R  E
G  W  U  J  Q  I  N  E  Q  S  A
U  J  S  O  D  A  F  J  D  X  T
L  U  K  G  P  F  N  S  X  S  G
B  I  C  B  O  G  H  I  Y  L  D
C  C  O  C  K  T  A  I  L  K  M
O  E  Y  S  E  L  Q  Q  P  O  E
D  M  I  L  K  J  N  O  B  V  A
```

KEYWORD BANK

BEER	MILK
COCKTAIL	SODA
COFFEE	TEA
JUICE	WATER
LIQUOR	WINE

25

IN A BIRTHDAY

H	T	I	W	H	N	F	L	U	V	H
L	B	L	B	I	R	T	H	D	A	Y
M	C	D	D	C	X	S	R	X	Y	Z
S	V	T	M	A	D	A	N	V	Z	Q
U	C	U	K	N	C	T	B	V	P	Z
K	G	D	E	D	Q	R	A	N	P	B
V	H	I	E	Y	G	C	L	K	P	X
X	R	V	F	O	O	D	L	C	H	B
F	P	A	R	T	Y	M	O	A	D	U
Z	K	L	E	B	S	E	O	K	G	Q
R	S	Q	N	E	S	T	N	E	G	E

KEYWORD BANK

AGE	CARD
BALLOON	FOOD
BIRTHDAY	FRIENDS
CAKE	GIFTS
CANDY	PARTY

BUILDINGS

```
P A J U E Z Z L J H B
C A S T L E B J Q F N
W X K O X V O H M B D
U B Y C R N C O N D O
C M S I A M Z U X F R
F L C R Q B Z S H G M
U X R L H P I E O A I
A P A R T M E N T S T
H V P I L O D G E A O
L W E L G B N H L Z R
D H R M J W Y F O B Y
```

KEYWORD BANK

APARTMENT	FLAT
CABIN	HOTEL
CASTLE	HOUSE
CONDO	LODGE
DORMITORY	SKYSCRAPER

27

HOUSEHOLD DEVICES

```
N C W S O A J A Y D N L A Y
Y C A D W W D H G E I D I T
B O L Y V P U L G D O B R T
U M A J G R F W D G A F C T
L P R L N Y Y Y T N O A O L
F U M Y D R P F D T G N N N
W T C J X X F I O N P L D B
T E L E V I S I O N J A I W
C R O D A P M H R R W N T A
M P C Z P N V F B O P B I S
A D K X T D R Y E R N D O H
J O O I P L J I L M E K N E
C V C B C Y C B L E N D E R
J Z J U X H R N H A J B R G
```

KEYWORD BANK

AIR CONDITIONER   DRYER

ALARM CLOCK   FAN

BLENDER   IRON

COMPUTER   TELEVISION

DOORBELL   WASHER

28

HOUSEHOLD DEVICES

```
L S F R T R Q R D E W O T F
E S O X Z E Q F R J Q J E L
Y X O V L Y N D D P W C Q O
Q W D V X X Q Q E V A O F L
K C P F E Z O V E N F F L X
M C R C H H S T R V S I A F
T O O T H B R U S H R R S I
L P C P H C F I J G A E H I
V I E T S A R R E P Z P L K
N S S G U N E Y G C O L I U
N H S I D T E C B F R A G K
H T O G A Y Z C A X V C H R
K O R E T K E C C R I E T G
C L H L U M R J N N O B A F
```

KEYWORD BANK

FIREPLACE   GRILL

FLASHLIGHT   HEATER

FOOD PROCESSOR   OVEN

FREEZER   RAZOR

FURNACE   TOOTHBRUSH

29

HOUSEHOLD DEVICES

```
P E R C O L A T O R S
A X B N C Z D M J U A
B C L A N T E R N E M
N H U M I D I F I E R
L L A P T O P E L Z U
M A F R I D G E K G N
P M H I G N N S H E T
X P J K A D I L V G U
J N R R A D I O O D Z
E Z K A L W T V Y F P
M I C R O W A V E R L
```

KEYWORD BANK

FRIDGE   MICROWAVE

HUMIDIFIER   OVEN

LAMP   PERCOLATOR

LANTERN   RADIO

LAPTOP   RANGE

HOUSEHOLD DEVICES

```
M W I T E L E P H O N E S
H N B D Y W X I A X V U M
V K G Y Y C S B E O I B O
V A C U U M E E T O B T K
Z D P H J T O S C A L E E
Z H T O Q E O T D K M F D
M N Z V R A E A F W T T E
N D B E L I G P S A V H T
O H T D J M Z L R T B E E
X S T A T I M E R R E X C
M Q Q U N Q M R R N P R T
R J F E Z A J F A M Z G O
Y S A F C J A B Z E H Q R
```

KEYWORD BANK

CAMERA   TELEPHONE

SCALE   TIMER

SMOKE DETECTOR   TOASTER

STAPLER   TV

STEREO   VACUUM

STOVE   VAPORIZER **31**

IN A RESTAURANT

```
C O O K F W I Y A Y C
Z H U A S V A B P U O
C O E N T R E E P K N
Z S M F V Y Y V E X D
O T P R W R R E T W I
D E S S E R T R I Q M
A S U L N L L A Z A E
H S T F X B I G E G N
H U C A S H I E R C T
C T T C W M O L M U S
T M Y K I W X X L O A
```

KEYWORD BANK

APPETIZER
BEVERAGE
BILL
CASHIER
CHEF

CONDIMENTS
COOK
CUTLERY
DESSERT
ENTRE
HOSTESS

IN A RESTAURANT

```
Y M R G X N A P K I N
W A F P W Q F W Y E X
D N O L K N O H Y P
R A M L G A H C O G L
P G Q W A I T E R D A
B E U I K I A E D P T
E R Y P K E B N E L T
C O O F D E L U R M E
Q F S E R V E R Q L R
R E S E R V A T I O N
M M A I T R E D ' U E
```

KEYWORD BANK

FOOD

KITCHEN

MAITRED'

MANAGER

NAPKIN

ORDER

PLATE

PLATTER

RESERVATION

SERVER

TABLE

WAITER

IN THE POST OFFICE

```
K U L D C T I G D U G
F S U S B Z N R X F L
Q E N V E L O P E R E
U N A S P N K C K E T
M H D K T A N L M I T
K M D F P A C K A G E
Q T R R R O M B I H R
U F E U Q N H P L T B
J U S P U Z R I B Q E
A N S P G V A P O O R
I I W Z S M U U X V X
```

KEYWORD BANK

ADDRESS   LETTER

BOX   MAIL

ENVELOPE   MAILBOX

FREIGHT   PACKAGE

INSURANCE   STAMP

IN THE POST OFFICE

```
C P P U P A C K I N G
I A O O O P X Y N W L
M S S M S R Z H Y E S
U H T M T T U T C I L
A I A G A K C R K G Z
W P G M L U A A C H I
T P E O C P R C R T P
W I U V O O V K F D C
A N A A D B T I W W O
D G N Q E O L N F E D
E X N F P X X G U W E
```

KEYWORD BANK

PACKING   POSTCARD

PARCEL   SHIPPING

POBOX   TRACKING

POSTAGE   WEIGHT

POSTAL CODE   ZIP CODE

IN GRAMMAR

```
S P E L L I N G X D V
M P Y X K N L V V Z O
N A X A C R O N Y M C
N D S N J O W U E P A
E J Y T I M E V N S B
J E N O P Z R Y X G U
I C O N F F C Q N Q L
L T N Y G R A F I D A
Y I Y M Z I S P B N R
D V M Q M V E R B L Y
S E N T E N C E K R F
```

KEYWORD BANK

ACRONYM   SENTENCE

ADJECTIVE   SPELLING

ANTONYM   SYNONYM

LOWERCASE   VERB

NOUN   VOCABULARY

WEATHER VOCABULARY

```
C O N D E N S A T I O N
Z B Z F P A Z B I X T A
F F H K W G I K K D U C
K H K U D E G R E E F B
R X U C E R X E C U M A
R M C L W S Y E X F W J
Z W L O K R B W D B A Q
X Q I U L S U V T Z R Z
Y C M D B D R I Z Z L E
D M A X W P X S Y X W N
Y L T Y V K P B Q W D L
B R E E Z E X W H X R Z
```

KEYWORD BANK

AIR	CONDENSATION
BREEZE	DEGREE
CLIMATE	DEW
CLOUD	DRIZZLE
COLD	DRY

WEATHER VOCABULARY

```
R P D E G I K P P S A S
O M Y H L I L O G P D J
U N F Z Q F L O O D C A
S F H L L L F L U R R Y
Y T R A I N R R L H H Y
A K N F I C E K O Q G R
P X E B H L E N F S I Q
A I T M P A Z U H C T A
Z O A F O R E C A S T A
E E V A P O R A T I O N
Q P T W P L U J K K K U
A K E Y S H U M I D K U
```

KEYWORD BANK

WEATHER VOCABULARY

```
H U R R I C A N E H U C
I B A N E M V H U F P T
U L O W P R E S S U R E
D K V T L Q D S B F E A
F G E Q I C E J J U S E
A V R T G D Y J R D S R
M U C T H Y P C E L U V
Q I A A T C T C L Y R X
G L S F N O C C U O E K
D V T T I R Q G Y M N Q
K T O R N A D O M G C E
W J M U G G Y U M B O K
```

KEYWORD BANK

CYCLONE	MIST
HURRICANE	MUGGY
ICE	OVERCAST
LIGHTNING	PRESSURE
LOWPRESSURE	TORNADO

39

WEATHER VOCABULARY

```
X I S L E E T O W N K J
A Y V K R F F L A J P Y
V Q O G E Z Z I G L T M
U M O W Z H M N Q O Q V
S T E A M C I Q X Q S P
W L P X J R Q L I G N S
V R U N P T I P O B O Q
W G K S U N S E T Z W S
Y T U T H L S T W O F T
Q O D O J K B D N A L H
D D Q R Y X G S K Y A H
A Z A M J F X W Y Q V A
```

KEYWORD BANK

SKY	SNOW
SLEET	SPRING
SLUSH	STEAM
SMOKE	STORM
SNOW	SUNSET

WEATHER VOCABULARY

```
U I L W W A O Q E G F A
E U V I U P D R A F T G
T H U N D E R S T O R M
W T E M P E R A T U R E
J X H L W A L G W S O U
H H X U I O H R K U S J
W J S U N R I S E M Z U
I A D G D D T Q H M V P
T U R B U L E N C E V W
I D S M O G X R O R O I
S P J G U X E A H G H N
I H V A P O R R Y I T D
```

KEYWORD BANK

SMOG
SUMMER
SUNRISE
TEMPERATURE
THUNDER
THUNDERSTORM

TURBULENCE
UPDRAFT
UPWIND
VAPOR
WARM
WIND

41

SUMMER

```
B E A C H G N M P N A S M Y
J R P A U N E D A M I T B Q
E I B M Z U O S M K R U A J
K Q X P L W B G S F C Q T M
E A W I J G J A U V O G H T
K J U N E U Y W E O N S I A
U G U G C D A G Y W D C N H
B T U L U O A R D F I P G O
E R R P Y S N P A V T N S Z
O S N O R K T J K B I V U C
H N X N T N Z W U V O G I S
Z Y E V D O M N I P N L T G
C W O P O F A D D D E Q H C
J N G R U F L O W E R S E V
```

KEYWORD BANK

AIR CONDITIONER   DIVING

AUGUST   FAN

BATHING SUIT   FLOWERS

BEACH   JULY

CAMPING   JUNE

SUMMER

```
P  L  H  V  O  G  A  R  D  E  N
G  H  E  X  P  J  J  F  A  N  H
S  J  T  B  X  L  I  L  C  O  G
D  O  C  E  A  N  A  T  P  N  J
H  U  M  I  D  I  T  Y  I  A  U
J  I  M  O  H  D  I  J  C  C  M
A  C  K  R  S  N  M  P  N  F  I
X  U  H  I  U  V  B  A  I  O  P
V  M  E  X  N  A  R  R  C  V  T
G  R  A  S  S  G  Y  K  E  C  Z
W  Q  T  S  J  Y  I  H  O  W  G
```

KEYWORD BANK

GARDEN	HUMIDITY
GRASS	OCEAN
HEAT	PARK
HIKING	PICNIC
HOT	PLAY

SUMMER

```
W  W  R  U  Y  T  O  X  V  I  T
P  L  X  Z  N  T  E  S  W  I  M
W  Y  W  D  E  Y  D  U  P  Q  S
M  B  S  C  E  X  D  N  L  M  U
R  T  A  W  R  R  F  N  N  E  N
V  R  N  I  E  E  U  Y  P  I  S
S  A  D  R  L  S  F  P  E  N  C
W  V  A  C  A  T  I  O  N  S  R
X  E  L  U  X  R  J  R  S  R  E
S  L  S  R  T  A  N  I  C  C  E
V  T  D  S  H  O  R  T  S  W  N
```

KEYWORD BANK

RELAX	SUNSCREEN
REST	SWIM
SANDALS	TAN
SHORTS	TRAVEL
SUN	TRIP
SUNNY	VACATION

OCCUPATIONS

```
O M N A C T U A R Y B
A S T R O N A U T I F
W R A R T I S T B S Q
R F I T R P K H O E L
U A D X H R I O Z T K
B X E D O L L R M T U
C V H T Z K E Y E B A
P A C C O U N T A N T
H A A T T O R N E Y M
Q U R P G U U S U M R
D N H A D V I S O R Y
```

KEYWORD BANK

ACCOUNTANT   ARTIST
ACTOR   ASTRONAUT
ACTUARY   ATHLETE
ADVISOR   ATTORNEY
AIDE   AUTHOR

45

OCCUPATIONS

```
U  B  I  O  L  O  G  I  S  T  C
A  B  X  F  R  D  F  K  L  A  B
K  B  A  N  K  E  R  I  U  S  O
T  A  G  J  M  C  E  V  D  T  O
H  L  W  H  B  O  W  L  E  R  K
N  L  S  Z  A  U  T  A  E  O  K
S  E  D  S  K  E  I  H  I  N  E
D  R  V  E  E  O  C  L  R  O  E
Y  I  F  Y  R  T  G  G  D  M  P
P  N  L  P  U  R  Z  P  Q  E  E
T  A  G  B  A  R  B  E  R  R  R
```

KEYWORD BANK

ASTRONOMER   BIOLOGIST
BAKER   BOOKKEEPER
BALLERINA   BOWLER
BANKER   BUILDER
BARBER   BUTCHER

46

OCCUPATIONS

```
G C U S T O D I A N C P M
Q C X G J L C X C X A V P
R A A G Q K R V A T R I C
H S J L A C L E R K E P O
S K H S L Y F U T T G K N
T C A R D I O L O G I S T
B H O S C M G A G K V X R
J E A R K G I R R J E R A
J M C Z O W X H A T R H C
W I Q R A N U F P P Y P T
V S X P N O E R H P H I O
S T Y J J I Q R E I K E R
B C O M P O S E R Q I V R
```

KEYWORD BANK

CALLIGRAPHER   CLERK
CARDIOLOGIST   COMPOSER
CAREGIVER   CONTRACTOR
CARTOGRAPHER   CORONER
CHEMIST   CUSTODIAN

OCCUPATIONS

```
J C H A U F F E U R P P
E B C Y H C C D Q C K
G W O R F L A C E A C
C A T E R E R O M R A
S O D K P R P U H T P
C U O Y N G E R D O T
W O U K O Y N I C O A
I E A K O M T E P N I
Y S J C C A E R B I N
B N I A H N R I T S S
C O N C I E R G E T R
```

KEYWORD BANK

CAPTAIN   CLERGYMAN
CARPENTER   COACH
CARTOONIST   CONCIERGE
CATERER   COOK
CHAUFFEUR   COURIER

48

OCCUPATIONS

```
C R Y P T O G R A P H E R
N V Z W M F I R C R U I K
O T Q R D A N C E R F L N
L Y P H F O A I Z A W A O
U C R V S D H X G S S H L
L S C O N S U L E H A K S
D E R M A T O L O G I S T
M N W C E L L I S T X W Y
N U H L H F I U C F O H W
Y X D I V E R N H F V T R
D W P M J T F Y P E O A X
E O V X F J P V M K M J F
C L E R G Y W O M A N E W
```

KEYWORD BANK

CASHIER COP
CELLIST CRYPTOGRAPHER
CHEF DERMATOLOGIST
CLERGYWOMAN DANCER
CONSUL DIVER

49

OCCUPATIONS

```
B A I D N U Q D R Q L
G W D N I I G E I I Q
R F E E Q R O T D E D
E A P U C D E E E C R
D R U M M E R C N O I
D H T M Y S Z T T L V
S O Y Y K I E I I O E
U C C F M G N V S G R
Y J N T A N B E T I S
V O N W O E J F Y S C
G R D O O R M A N T M
```

KEYWORD BANK

DENTIST	DOCTOR
DEPUTY	DOORMAN
DESIGNER	DRIVER
DETECTIVE	DRUMMER
DIRECTOR	ECOLOGIST

IN THE SHOWER

```
U  O  N  L  M  C  T  A  X  K  Q
A  S  H  O  W  E  R  G  E  L  G
Q  L  O  O  F  A  H  T  B  A  D
G  D  R  A  V  U  T  A  V  G  L
S  H  A  M  P  O  O  E  E  D  T
A  S  B  O  D  Y  S  C  R  U  B
D  P  S  X  K  R  A  Z  O  R  J
C  O  N  D  I  T  I  O  N  E  R
C  N  Q  V  B  U  B  B  L  E  S
V  G  Q  B  K  S  S  C  T  M  Q
W  E  E  L  I  H  R  Z  T  M  Q
```

KEYWORD BANK

BODY SCRUB   SHAMPOO
BUBBLES   SHOWER GEL
CONDITIONER   SOAP
LOOFAH   SPONGE
RAZOR   WATER

BREAKFAST

```
X E J S A N D W I C H H
A C E R E A L W V B I
C C R P E K D G L U I
P N O O B A C O N R P
Y Y M W I M B O D R A
O Q E A C S K S S I N
C N L F L T S A N T C
D F E F V G J A S O A
D S T L G E P A N Q K
I S T E L P O K I T E
D X E S Q T H V P F S
```

KEYWORD BANK

BACON

BURRITO

CEREAL

CROISSANTS

EGGS

OMELETTE

PANCAKES

SANDWICH

TOAST

WAFFLES

LUNCH

```
Z B L F S Q U O Q P F
I R U R P A S T A I N
M O Z R A J D F P Z O
A T W D G U T H A Z O
S H Q X H E S A L A D
G G Q P E S R O Q T L
F L D N T Q I J U S E
L N T Z T I C V F P S
N K E J I Y E G M S S
L M Z H O T D O G X I
J P T Z V G D R B C J
```

KEYWORD BANK

BROTH   PIZZA

BURGER   RICE

HOTDOG   SALAD

NOODLES   SOUP

PASTA   SPAGHETTI

DINNER

```
V V V P O R R I D G E W
R O A S T J C N Z R C
N I O J L B P I W Y T
N Z C B S F Y Z M X Z
H O M E L E T M X D I
N Z W N D U A Y A K S
W S J A C Y E M P I A
H L L T D Q L T A C O
C A A C R U A Q S G D
S T I R F R Y S T E W
O P L J D S T E A K T
```

KEYWORD BANK

OMELET	SALAD
PASTA	STEAK
PORRIDGE	STEW
RICE	STIR FRY
ROAST	TACO

DESSERT

```
U X T D Z R K W B M M
C U P C A K E N R D E
R I T H T P D E O H Z
I S C E S R K M W I N
N P P E R A Q L N H O
A U I S C O O K I E F
S D O E L R A A E K Q
J D A C C S E V G F M
L I L A E D W A F E R
B N F K C R Q D M W G
U G L E M O N B A R W
```

KEYWORD BANK

BROWNIE   ICE CREAM

CAKE   LEMON BAR

CHEESECAKE   PIE

COOKIE   PUDDING

CUPCAKE   WAFER

BREADS

```
Q N P Q M P R E T Z E L
V F L U U M P W L E Z N
N L X P L R C W H C P B
D A A L T M R C M I I A
V T N A I O O S P E T G
F B N X G I I F Y W A E
B R B J R G S R W Y K L
G E B B A J S E O W L N
D A Z G I G A N U L S K
K D Q D N B N C U C L V
X C W H E A T H X J X S
C R L W G K Z E T U K D
```

KEYWORD BANK

BAGEL

PITA

BRIOCHE

PRETZEL

CROISSANT

ROLLS

FLATBREAD

RYE

FRENCH

WHEAT

MULTIGRAIN

WHITE

56

IN A STORE

```
S H O P P I N G C A R T
I N L B P N Q B H N D S
O P J A N S J T C U F A
S N A I S L E U G M P S
R C H E C K O U T V A H
M G U D S G R P C W S E
A Q M A P F I G A P J L
J T B E B E B U S T Z V
D M T N C U A G H E M E
Q R D E F H G S I G N S
U F R E G I S T E R T V
W R C D S K M H R F X C
```

KEYWORD BANK

AISLE
BAGS
BASKET
CASHIER
CHECKOUT

RECEIPT
REGISTER
SHELVES
SHOPPING CART
SIGNS

DEPARTMENTS IN A GROCERY STORE

```
V R V J C Y G G Q P W J
E B Z M N D M I H P S
P R O D U C E Q I G G
R E I J I S A L Y H E
I A Z Q H B T P I X S
U D T P B E A U T Y E
H N W I N E A L M G A
X J K T A R I L B R F
M K O S P I R I T S O
P K E B S Q O R H H O
S A F J W Q N O A K D
```

KEYWORD BANK

BEAUTY	MEAT
BEER	PRODUCE
BREAD	SEAFOOD
DELI	SPIRITS
HEALTH	WINE

IN A GAS STATION

```
L D Q N M G G X X R Z V
V L S K Y G L C L D C
D C N O Z Z L E Q I A
G A Z H V P U M P S R
T H Z O E F C U S P D
X J X W I I K M T E R
M U B E C U R Q A N E
F F K T A J H M T S A
F F E I R F O H I E D
J S P F Y L S T O R E
O W Q M E T E R N Y R
```

KEYWORD BANK

CARD READER   NOZZLE

DISPENSER   PUMP

FUEL   STATION

HOSE   STORE

METER   TANK

IN A PHONE

```
L X U M D Q G W Z G H S
V O L U M E D O W N G S
V B C A M E R A B E C O
O V Z K E Y B O A R D L
S P E A K E R D T K G A
V O L U M E U P T H C T
C J I N S B Y M E N U A
P E W X P W H Z R X K K
D A C V Q I F I Y M R B
W M I C R O P H O N E Q
A P P L I C A T I O N S
Z T F D Y J T Z U A O Y
```

KEYWORD BANK

APPLICATIONS   MENU

BATTERY   MICROPHONE

CAMERA   SPEAKER

KEYBOARD   VOLUME DOWN

LOCK KEY   VOLUME UP

APPLIANCES

```
A O W U Y X L F A M Q I
R E F R I G E R A T O R
A T Y F D R Y E R Y V E
S C M K K O V E Y H E M
T L H D V P N Z I Z N I
N W S W A S H E R L W C
C K A I C Y L R A Z E R
N W E D U T W C N A D O
C F P P U A M Q G H K W
Z H I G M B M N E H Q A
B D I S H W A S H E R V
J B Q J Z C G P C Z W E
```

KEYWORD BANK

AC   OVEN

DISHWASHER   RANGE

DRYER   REFRIGERATOR

FREEZER   VACUUM

MICROWAVE   WASHER

IN THE SPICE RACK

```
M T H Y M E H T S Q Z
Q W G I N G E R V P B
F R K J O R E G A N O
U Q W C I N N A M O N
M Y P E P P E R Y M I
D B A Z Q A D L G S O
B W P E V R R I T I N
S S R S O S Q C O J X
N R I U L L Z H Z D H
T A K A E E S S Z W J
E U A T X Y S A L T K
```

KEYWORD BANK

CINNAMON   PAPRIKA

GARLIC   PARSLEY

GINGER   PEPPER

ONION   SALT

OREGANO   THYME

EVERYDAY OBJECTS

```
X T B A N K N O T E U
J L A V B G U M R S B
R I D P O G C I Y U S
P J X M G W N R W N O
B U T A A E S R I G Z
H F R N R I G O T L A
W L U S K B C R E A C
C N O T E P A D J S O
D P X W Y V U G R S X
H S C I S S O R S E M
W Y B A R W Z I W S J
```

KEYWORD BANK

BAG   MIRROR
BANKNOTE   NOTEPAD
COINS   PURSE
GUM   SCISSORS
KEYS   SUNGLASSES

EVERYDAY OBJECTS

```
R C R E D I T C A R D
Y A W A L L E T M O F
A L W P E N C I L V K
S E A A J R C S O A F
Q N T P U E B S A K X
U D C C T M W U A J Q
J A H C V O D E M A T
U R Q P H T P S L P C
O B Q O Q E N O I R B
L N E W S P A P E R Y
I L L I A K X O X C X
```

KEYWORD BANK

CALENDAR   PENCIL

CREDIT CARD   REMOTE

JEWELRY   TISSUES

LAPTOP   WALLET

NEWSPAPER   WATCH

TYPES OF MATERIALS

```
Z T F G C R O T S M P
D P L L L W S J B B L
G A D A E Z Q U M O A
P P T S A Y L H U X S
T E L S T C P P Y B T
M R K G H E M B H O I
R U B B E R O P O A C
C Q K N R A N R I R Z
C K O D Q M W O O D R
L T C A J I K U T U W
S U I D X C F B P G I
```

KEYWORD BANK

BOXBOARD   PAPER
CERAMIC   PLASTIC
GLASS   RUBBER
LEATHER   STONE
METAL   WOOD

PARTS OF A DOG

```
R T E E T H L P H G P
N O S E T K P L N E C
U N B E A X A I E K O
C G G E I R W X C K I
E U N Y L N S C K O H
A E N E F L F J Q M Y
D I U S R K Y R S T R
N D F Y A K Z B Z S T
N X B F S I K X Y W L
N L J W H I S K E R S
H F H O N T P K W A Y
```

KEYWORD BANK

BELLY   PAWS

EARS   TAIL

EYES   TEETH

NECK   TONGUE

NOSE   WHISKERS

PRONOUNS

```
I  I  H  I  T  I  T  C  O  U  R  W  J  R
O  T  L  T  A  F  K  H  U  M  W  X
O  V  S  M  F  B  I  P  O  F  T  D
K  W  H  E  H  D  W  U  Z  A  V  Y
T  H  E  I  R  W  R  J  A  K  Y  I
C  B  H  S  M  Y  X  L  T  H  E  M
T  J  Y  Y  E  O  O  C  H  H  H  L
N  I  E  X  L  U  B  U  E  E  L  W
J  Q  I  U  Q  Y  A  W  Y  R  R  Y
M  L  U  D  Z  N  M  X  A  O  F  O
Y  O  T  X  V  X  S  K  K  O  U  U
M  L  P  J  M  L  S  K  H  I  S  R
```

KEYWORD BANK

HE	ITS	THEM
HER	ME	THEY
HER	MY	WE
HIM	OUR	YOU
HIS	SHE	YOUR
IT	THEIR	

FURNITURE

```
X Z V Y B E N C H H H S M
V Q W S E W L O I N K L
B T D Q A C S F S I K I
C A B I N E T F A O U E
R B O O K S H E L F N A
D L W G T T L E C S X R
T E K O U O C T O J V M
M I S Z X O Q A C W X C
C F Y K H L D B V S C H
B N N J P B U L Z O I A
I G W P O Y P E T F B I
N N F U H B K C H A I R
```

KEYWORD BANK

ARMCHAIR	COFFEE TABLE
BENCH	DESK
BOOKSHELF	SOFA
CABINET	STOOL
CHAIR	TABLE

THINGS AN ADULT DEALS WITH

```
A B I L L S O 4 0 1 K E
D U H N P I T S W P S J
Y D B Q G M B O H V N I
P G T G A X P Y S I O N
Q E V X R E R R A N D S
J T N K O O W W J V A U
C S C S J S C U N E H R
Q Q O A I R R E O S T A
S S R K G O Q Z R T A N
K B V O T I N G D I X C
F T V A O N U K D N E E
B L E M U Z N P Z G S S
```

KEYWORD BANK

401K
BILLS
BUDGETS
ERRANDS
GROCERIES

INSURANCE
INVESTING
PENSION
TAXES
VOTING

VERBS

```
Q P O D U N T X U D S D
L C L A O N D H V R V R
M J P G J N L B I I B E
C I L H M F U E Q N U A
Q G Q T D C K K I K K D
F Q B X F R N D C W X A
I E P J L Y E V S A K R
D P G F K W A I S L E P
W P M V Z F T A L K F K
A F D Y D K H U E R U N
V M F H S M I L E U V A
T S G T Y K Q A P W I O
```

KEYWORD BANK

CRY   SLEEP

DRINK   SMILE

EAT   TALK

READ   THINK

RUN   WALK

COPY THE SHAPE

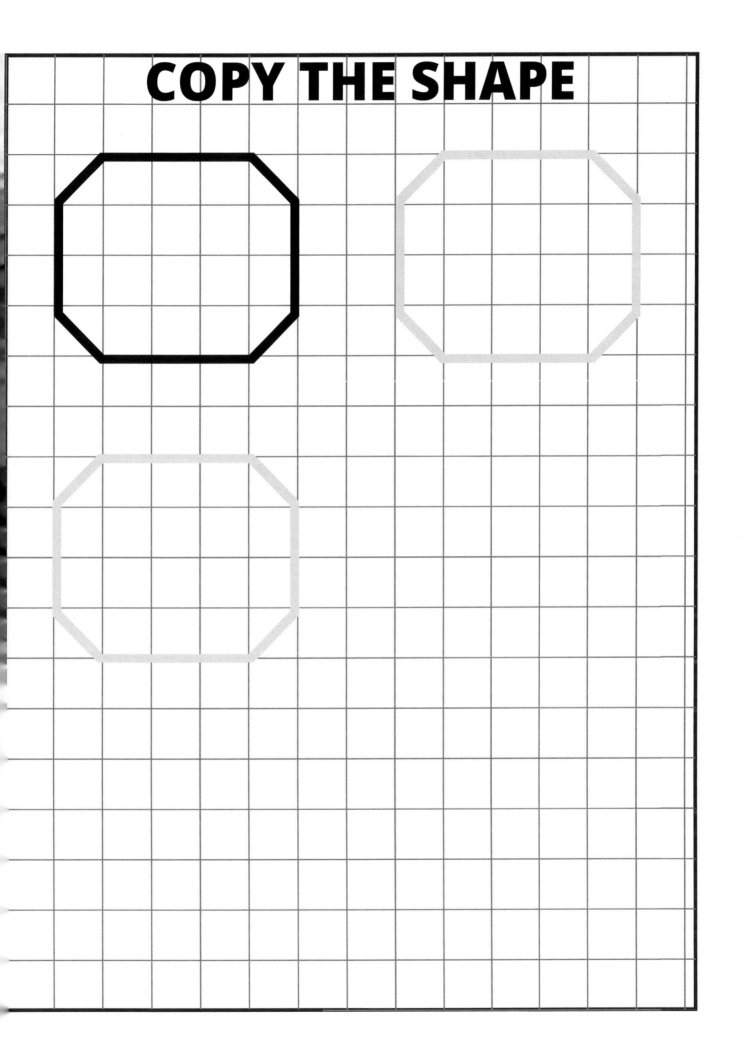

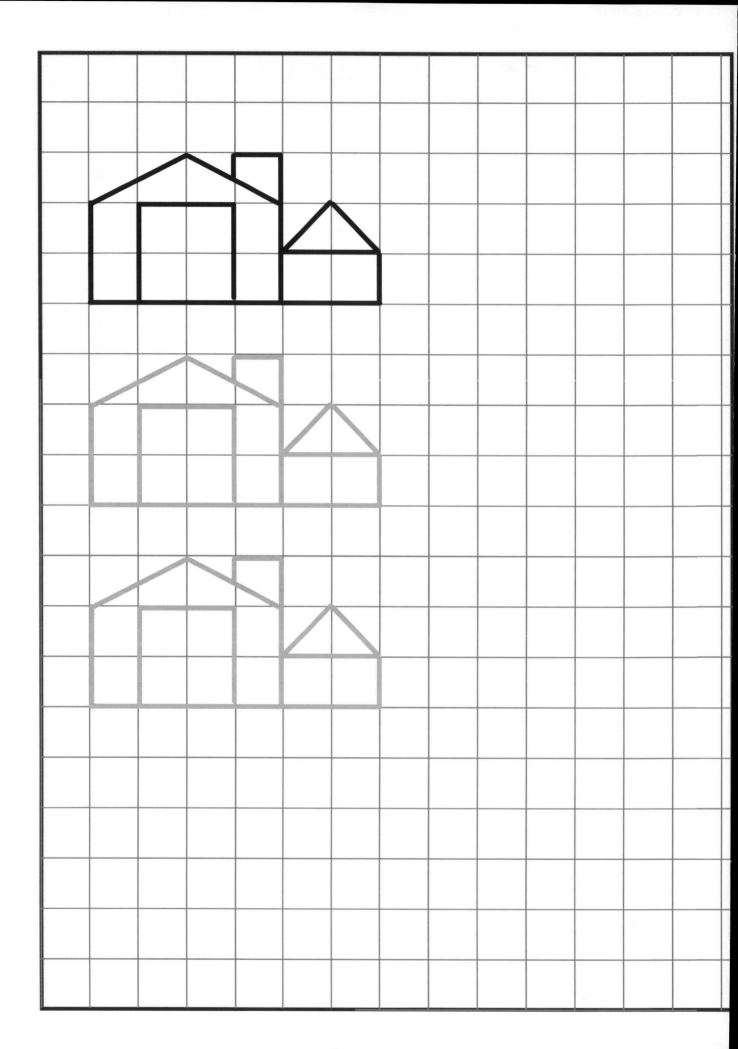

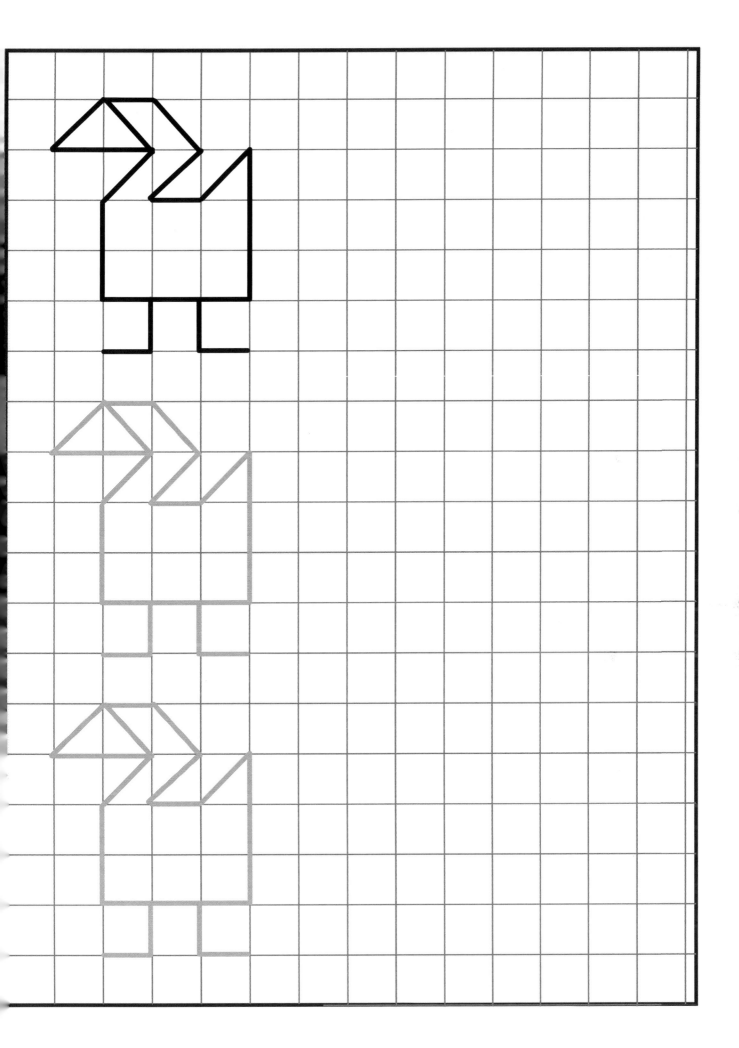

WANT TO TRACE MORE SHAPES?

CHECKOUT OUR OTHER BOOKS

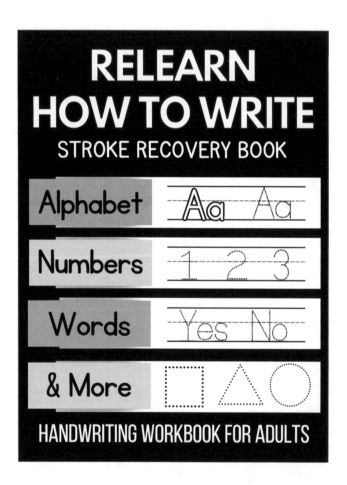

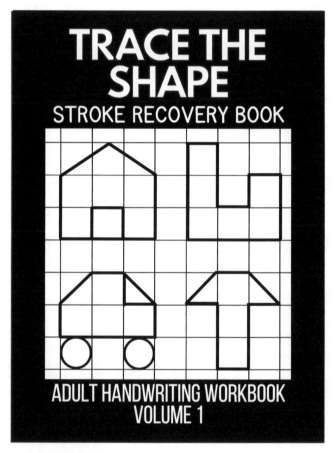

& MORE

SOLUTIONS

PAGE 1

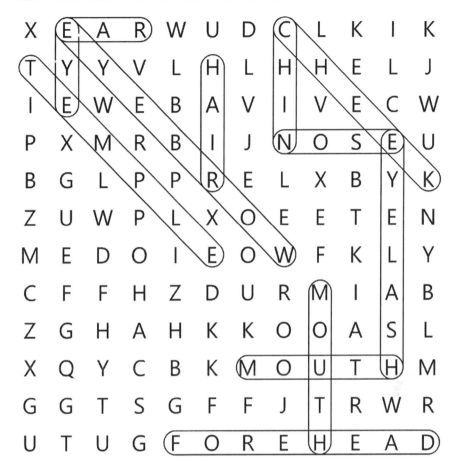

X E A R W U D C L K I K
T Y Y V L H L H H E L J
I E W E B A V I V E C W
P X M R B I J N O S E U
B G L P P R E L X B Y K
Z U W P L X O E E T E N
M E D O I E O W F K L Y
C F F H Z D U R M I A B
Z G H A H K K O O A S L
X Q Y C B K M O U T H M
G G T S G F F J T R W R
U T U G F O R E H E A D

PAGE 2

M H E A D L I G H T N
V O I K E M O B P G F
F O S P B W T G Z J C
Y D P H A J G J H R H
T I J W T X E I N Q L
K M B T T A N K I D D
S F M D E W G A S O B
X E H Y R M I R R O R
I W A T Y O N Y N R A
Y D V T I R E S E W K
U V X V J V H J C U E

PAGE 3

```
B E D R O O M V D G E
Y J V O G M R Q P G K
V Z N O A W Y O A Q C
V B T F L O O R C N B
B A P G I D A I E R A
U C E A A G T H H P S
H K O A N T C Z L Q E
B Y R B A T H R O O M
Q A B O I M R L B I E
A R X K A E U Y G K N
Z D J F R A S O S M T
```

PAGE 4

```
T M M N E T T I R A U
A Y D Q M M A U Q G S
U K M A G L A S S E S
I U R E U C L E X S W
B O M T C O K Y Y C N
S P A N C R K O X P P
T P Z E O N N H Z C A
S C L F P O I N W Z B
E O U A O P F P D G G
P Y Z P T O E R C I U
R W S T X E D T X B O
```

PAGE 5

```
N Q D I S H W A S H E R
C X M C U K R V S L X C
F S I N K U B M O Q H A
W F C H I N A I A V K B
D R R U L W T F P M E I
E E O I P T P N R Q H N
D E W O D B B I N G R E
R Z A F I G O A A S K T
X E V Q S W E A K J D C
D R E Q H C U I R R P P
R B I T G Y R M K D H T
P R T Y L V B U P N W F
```

PAGE 6

```
B L A N K E T S W D W V
U E N M O L K J S P R N
O Q D R A M P T R E A B
D L I K P T B U S K D N
J F N I G H T S T A N D
F N K J J X E R D H X W
L A M P I R C U E D A D
K H F J D L C G C S U Z
K N K Y M S H E E T S Q
Z G E F H J A C G C G W
N S E H D P I L L O W G
G O Y K D X R E Y D K O
```

PAGE 7

```
W W B H B L L M U K F A
Y V O I K I A A W N Y R
O Y S T O O L D C I W U
C W C H G P M B D F R L
V R I A O W K P R E R E
Q W S M C V M A I J W R
V D S M E A E N L E E Z
X G O E H G E L L U N A
T Z R R Y L V V A S C N
E G S Y D S T M X K H X
E D Z S B I C Q P V K P
N S C R E W D R I V E R
```

PAGE 8

```
X D A U Y M K K W S H
N M I I Y G N D E H R
B A T H T U B J J O P
M U Q G R O V O R W T
X K N N A Z I R L E S
S Y V Q S O I L K R H
E V I Q H M Z C E A U
L F X P C S U Q X T I
R F D C A B I N E T S
R W S I N K M L T Z M
X P F H S M P C F U D
```

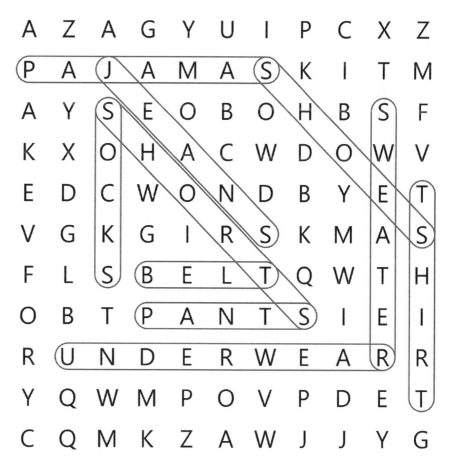

PAGE 9

PAGE 10

```
N V H Q H I V W Z G O
S Q P W E R I G U N D
K T A R U Z M S R X U
R Q I S N E A K E R S
Q Y F L I P F L O P S
P I T I E G Q J F T A
Y P V P Z T R L O H N
R R N P K J T O F C D
V H E E L S B O P W A
I V D R E B M X S Z L
Z X P S L O A F E R S
```

```
T F A R S L T I Y H P
J G K P P U E Q O S A
N X B F M X G V G G C
L Z A U O R G A U I H
R A C G T B S W R D I
Z I O G D T Q Q T U C
V Y N U I C E B Y R K
H T X X G W V R I C E
K T F L C H E E S E N
F R Z X J Z H A M I S
L Q K T J H O D S B W
```

PAGE 13

```
R E W B C D H W M D X
J D Y Z U C C H I N I
L X K B V H V G O Q F
I N P U M P K I N N W
S Z U S G L N N L Y U
L P C Q P O B G E K N
E O E U C I G E T L D
T O M A T O N R T R P
T X H S P O R A U J L
L K B H Z N N N C P H
O X R W L L I M E H J
```

PAGE 14

```
R Z P M C J A C I N J
R N N C U O O W Q E C
G P V C C Y I C L P H
N R O I U K D Y I I Y
A O A J M R R C E H B
E B O P B R C H Y F P
T A Q Z E F N E M Y P
M N I B R O L R A K T
X A D X M P C R N M N
E N G E P J E Y G O B
A A L A P R I C O T E
```

PAGE 15

```
D A C W O B P R B A O
L O R A N G E E L D O
O V C T M G S R A S B
O Q O E P I A C C C V
I T C R A E O B K M H
H D O M P V O V B W R
P I N E A P P L E G Q
T R U L Y A C V R X O
C Z T O A O H B R W M
H R G N S Z E J Y J N
B L U E B E R R Y J Z
```

PAGE 16

```
Q U W D B T E U X Y W S
J Y N I S W T W U C R T
P Z I D A E D O E T F E
P A I N M E D S X U E R
Y U B G Z Z C Q M K Y I
D O S U P E R G L U E L
D G S N Z R M S J Q D E
M N C U S R M T D R W
X B A N D A I D S P O I
Q G L D T Y O Z T H P P
L U O S C I S S O R S E
C R E A M T E P H M K S
```

PAGE 17

```
V V U B X J O F B I I H
S U U E D W H S B T H E
I V R T Y O T N Z S L L
W B A T R U C K M C K I
Z O D N L A A L Y A N C
B U S L W H I C Z R R O
F I Y I P Z R N U I T P
Z E C U O O P N C D J T
P A F Y T I L M H F J E
U A S O C L A T H E M R
H Q M M A L N F D O F K
C B H Q L Q E I I D V V
```

PAGE 18

```
N U U N C L E S B C X
V U J R X U D A Q S C
S O N T C H N B D L O
T I B R O T H E R T H
F E S U G W O E N R E
L H P T V R T U D H D
E V R F E H A J A C P
H R U M G R A N D M A
T V W U G L R G D M I
Q P A Q P V J D Y P O
J D C H L Z M O M D A
```

PAGE 19

```
X G P F W I U S C M X
K O B N E E X R X M L
B N E Z T E V F H Q J
P J A M O U T H A R M
L E G S L Q W M N C D
S Y A H U B L T D N E
J E P R T C A U S S H
Q S H X S A T C O O H
J C P C M D J N K N C
W Y Y F B A F J C A S
N E O F Q A J S H M A
```

PAGE 20

```
V P U K L O M C M Z W
F A D E J A D O L V C
K P C Y K G M M U I E
Q E M B C P S P A S P
V R H O H X A U V K E
Z C P A A R P T R J N
M L P R I N T E R D C
J I N D R W P R N E I
Q P G T Y C P N R S L
U G T P L R J Q X K U
Y C A L C U L A T O R
```

PAGE 21

```
H T N B B A K C N L T
M E Y A O O M O A L E
C L Y Z Y D I F P C L
E E I E N H O F L A E
T V D I S S E E A H P
D I D U N F A E N M H
N S C S B P L T T B O
S I Q L B B V A S B N
D O C H A I R B J E E
O N P T M M E L O X Y
I N B C A R P E T H H
```

PAGE 22

```
I G A R D E N D I M N
E R R F I E F L P Y Q
B A X I U M K I Z V V
X S C R L C T I D K D
G S N E R L J U G F P
Z I T P L C Z B D L L
X F P I O M Y F F O A
O J P T M G G J O W N
U W E T B E B P H E T
G G Q V D C H A I R S
R X X W U T E W D S T
```

PAGE 23

```
U X T E J G I K Y D T N
F P Y U G U V J X D Q M
L P J O A D D T T B F H
Q U E P R G A T E F L B
Q F F O A U X Z A P O D
J R L R G T E O L A W N
M C E C E T I H O S E X
E L I H P E A O S E R H
F K S R F R P U T O B T
E U E S F R M V L Z E W
S B E N C H S Y E H Z D D
S Q T X L Q M B Q U P X
```

PAGE 24

```
Q K K K L B R A K E C
Q J Z Z B H E D E G B
T D L R X E G R R B E
P M Y Q K N T P J Q H
A U Q F V P G W W S I
U R N Q I G Z E J W L
L O P O N D I E X I W
D C T I E F D D O N T
J K W H W M D S L G J
O S S H O V E L O S U
H A M M O C K N Y B Z
```

PAGE 25

```
L I Q U O R B W H S R
D U S B E V U D I G H
I O H T G H Z L C N T
P D A Q H R B E E R E
G W U J Q I N E Q S A
U J S O D A F J D X T
L U K G P F N S X S G
B I C B O G H I Y L D
C C O C K T A I L K M
O E Y S E L Q Q P O E
D M I L K J N O B V A
```

PAGE 26

```
H T I W H N F L U V H
L B L B I R T H D A Y
M C D D C X S R X Y Z
S V T M A D A N V Z Q
U C U K N C T B V P Z
K G D E D Q R A N P B
V H I E Y G C L K P X
X R V F O O D L C H B
F P A R T Y M O A D U
Z K L E B S E O K G Q
R S Q N E S T N E G E
```

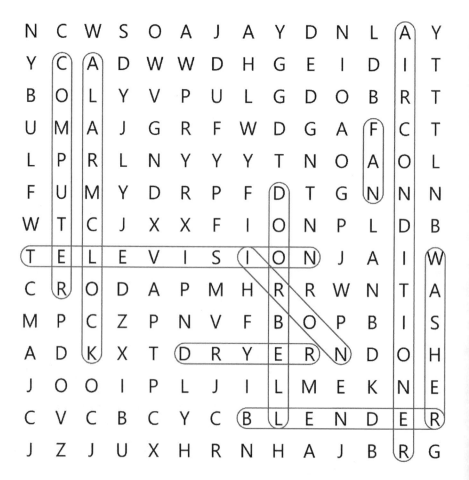

PAGE 27

```
P A J U E Z Z L J H B
C A S T L E B J Q F N
W X K O X V O H M B D
U B Y C R N C O N D O
C M S I A M Z U X F R
F L C R Q B Z S H G M
U X R L H P I E O A I
A P A R T M E N T S T
H V P I L O D G E A O
L W E L G B N H L Z R
D H R M J W Y F O B Y
```

PAGE 28

```
N C W S O A J A Y D N L A Y
Y C A D W W D H G E I D I T
B O L Y V P U L G D O B R T
U M A J G R F W D G A F C T
L P R L N Y Y Y T N O A O L
F U M Y D R P F D T G N N N
W T C J X X F I O N P L D B
T E L E V I S I O N J A I W
C R O D A P M H R R W N T A
M P C Z P N V F B O P B I S
A D K X T D R Y E R N D O H
J O O I P L J I L M E K N E
C V C B C Y C B L E N D E R
J Z J U X H R N H A J B R G
```

PAGE 29

```
L S F R T R Q R D E W O T F
E S O X Z E Q F R J Q J E L
Y X O V L Y N D D P W C Q O
Q W D V X X Q Q E V A O F L
K C P F E Z O V E N F F L X
M C R C H H S T R V S I A F
T O O T H B R U S H R R S I
L P C P H C F I J G A E H I
V I E T S A R R E P Z P L K
N S S G U N E Y G C O L I U
N H S I D T E C B F R A G K
H T O G A Y Z C A X V C H R
K O R E T K E C C R I E T G
C L H L U M R J N N O B A F
```

PAGE 30

```
P E R C O L A T O R S
A X B N C Z D M J U A
B C L A N T E R N E M
N H U M I D I F I E R
L L A P T O P E L Z U
M A F R I D G E K G N
P M H I G N N S H E T
X P J K A D I L V G U
J N R R A D I O O D Z
E Z K A L W T V Y F P
M I C R O W A V E R L
```

PAGE 31

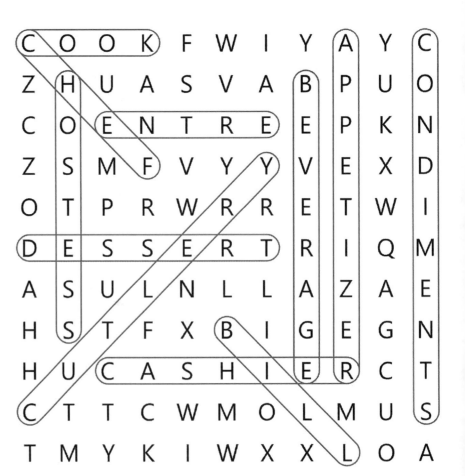

PAGE 32

PAGE 33

```
Y  M  R  G  X  N  A  P  K  I  N
W  A  F  P  W  Q  F  W  Y  E  X
D  N  O  L  L  K  N  O  H  Y  P
R  A  M  L  G  A  H  C  O  G  L
P  G  Q  W  A  I  T  E  R  D  A
B  E  U  I  K  I  A  E  D  P  T
E  R  Y  P  K  E  B  N  E  L  T
C  O  O  F  D  E  L  U  R  M  E
Q  F  S  E  R  V  E  R  Q  L  R
R  E  S  E  R  V  A  T  I  O  N
M  M  A  I  T  R  E  D  '  U  E
```

PAGE 34

```
K  U  L  D  C  T  I  G  D  U  G
F  S  U  S  B  Z  N  R  X  F  L
Q  E  N  V  E  L  O  P  E  R  E
U  N  A  S  P  N  K  C  K  E  T
M  H  D  K  T  A  N  L  M  I  T
K  M  D  F  P  A  C  K  A  G  E
Q  T  R  R  R  O  M  B  I  H  R
U  F  E  U  Q  N  H  P  L  T  B
J  U  S  P  U  Z  R  I  B  Q  E
A  N  S  P  G  V  A  P  O  R
I  I  W  Z  S  M  U  U  X  V  X
```

PAGE 35

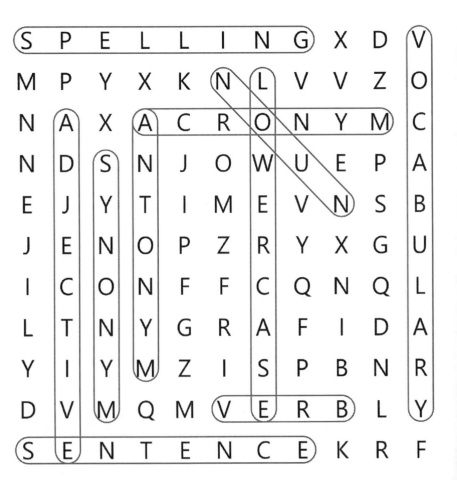

```
C P P U P A C K I N G
I A O O O P X Y N W L
M S S M S R Z H Y E S
U H T M T T U T C I L
A I A G A K C R K G Z
W P G M L U A A C H I
T P E O C P R C R T P
W I U V O R V K F D C
A N A A D B T I W W O
D G N Q E O L N F E D
E X N F P X X G U W E
```

PAGE 36

```
S P E L L I N G X D V
M P Y X K N L V V Z O
N A X A C R O N Y M C
N D S N J O W U E P A
E J Y T I M E V N S B
J E N O P Z R Y X G U
I C N N F F C Q N Q L
L T N Y G R A F I D A
Y I Y M Z I S P B N R
D V M Q M V E R B L Y
S E N T E N C E K R F
```

PAGE 37

```
C O N D E N S A T I O N
Z B Z F P A Z B I X T A
F F H K W G I K K D U C
K H K U D E G R E E F B
R X U C E R X E C U M A
R M C L W S Y E X F W J
Z W L O K R B W D B A Q
X Q I U L S U V T Z R Z
Y C M D B D R I Z Z L E
D M A X W P X S Y X W N
Y L T Y V K P B Q W D L
B R E E Z E X W H X R Z
```

PAGE 38

```
R P D E G I K P P S A S
O M Y H L I L O G P D J
U N F Z Q F L O O D C A
S F H L L L F L U R R Y
Y T R A I N R R L H H Y
A K N F I C E K O Q G R
P X E B H L E N F S I Q
A I T M P A Z U H C T A
Z O A F O R E C A S T A
E E V A P O R A T I O N
Q P T W P L U J K K K U
A K E Y S H U M I D K U
```

PAGE 39

```
H U R R I C A N E H U C
I B A N E M V H U F P T
U L O W P R E S S U R E
D K V T L Q D S B F E A
F G E Q I C E J J U S E
A V R T G D Y J R D S R
M U C T H Y P C E L U V
Q I A A T C T C L Y R X
G L S F N O C C U O E K
D V T T I R Q G Y M N Q
K T O R N A D O M G C E
W J M U G G Y U M B O K
```

PAGE 40

```
X I S L E E T O W N K J
A Y V K R F F L A J P Y
V Q O G E Z Z I G L T M
U M O W Z H M N Q O Q V
S T E A M C I Q X Q S P
W L P X J R Q L I G N S
V R U N P T I P O B O Q
W G K S U N S E T Z W S
Y T U T H L S T W O F T
Q O D O J K B D N A L H
D D Q R Y X G S K Y A H
A Z A M J F X W Y V Q A
```

PAGE 41

```
U I L W W A O Q E G F A
E U V I U P D R A F T G
T H U N D E R S T O R M
W T E M P E R A T U R E
J X H L W A L G W S O U
H H X U I O H R K U S J
W J S U N R I S E M Z U
I A D G D D T Q H M V P
T U R B U L E N C E V W
I D S M O G X R O R O I
S P J G U X E A H G H N
I H V A P O R R Y I T D
```

PAGE 42

```
B E A C H G N M P N A S M Y
J R P A U N E D A M I T B Q
E I B M Z U O S M K R U A J
K Q X P L W B G S F C Q T M
E A W I J G J A U V O G H T
K J U N E U Y W E O N S I A
U G U G C D A G W D C N H
B T U L U O A R D F I P G O
E R R P Y S N P A V T N S Z
O S N O R K T J K B I V U C
H N X N T N Z W U V O G I S
Z Y E V D O M N I P N L T G
C W O P O F A D D D E Q H C
J N G R U F L O W E R S E V
```

PAGE 43

```
P L H V O G A R D E N
G H E X P J J F A N H
S J T B X L I L C O G
D O C E A N A T P N J
H U M I D I T Y I A U
J I M O H D I J C C M
A C K R S N M P N F I
X U H I U V B A I O P
V M E X N A R R C V T
G R A S S G Y K E C Z
W Q T S J Y I H O W G
```

PAGE 44

```
W W R U Y T O X V I T
P L X Z N T E S W I M
W Y W D E Y D U P Q S
M B S C E X D N L M U
R T A W R R F N N E N
V R N I E E U Y P I S
S A D R L S F P E N C
W V A C A T I O N X R
X E L U X R J R S R E
S L S R T A N I C C E
V T D S H O R T S W N
```

PAGE 45

```
O M N A C T U A R Y B
A S T R O N A U T I F
W R A R T I S T B S Q
R F I T R P K H O E L
U A D X H R I O Z T K
B X E D O L L R M T U
C V H T Z K E Y E B A
P A C C O U N T A N T
H A A T T O R N E Y M
Q U R P G U U S U M R
D N H A D V I S O R Y
```

PAGE 46

```
U B I O L O G I S T C
A B X F R D F K L A B
K B A N K E R I U S O
T A G J M C E V D T O
H L W H B O W L E R K
N L S Z A U T A E O K
S E D S K E I H I N E
D R V E E O C L R O E
Y I F Y R T G G D M P
P N L P U R Z P Q E E
T A G B A R B E R R R
```

PAGE 47

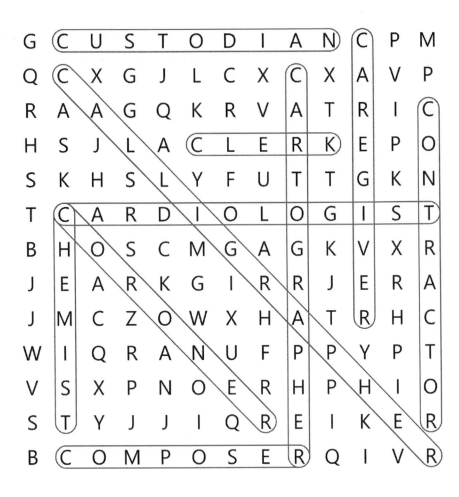

PAGE 48

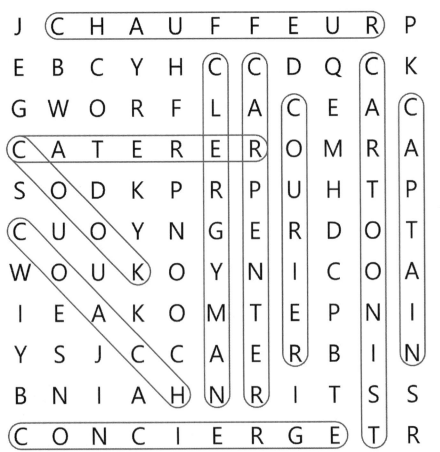

PAGE 49

```
C R Y P T O G R A P H E R
N V Z W M F I R C R U I K
O T Q R D A N C E R F L N
L Y P H F O A I Z A W A O
U C R V S D H X G S S H L
L S C O N S U L E H A K S
D E R M A T O L O G I S T
M N W C E L L I S T X W Y
N U H L H F I U C F O H W
Y X D I V E R N H F V T R
D W P M J T F Y P E O A X
E O V X F J P V M K M J F
C L E R G Y W O M A N E W
```

PAGE 50

```
B A I D N U Q D R Q L
G W D N I I G E I I Q
R F E E Q R O T D E D
E A P U C D E E E C R
D R U M M E R C N O I
D H T M Y S Z T T L V
S O Y Y K I E I I O E
U C C F M G N V S G R
Y J N T A N B E T I S
V O N W O E J F Y S C
G R D O O R M A N T M
```

PAGE 51

```
U O N L M C T A X K Q
A S H O W E R G E L G
Q L O O F A H T B A D
G D R A V U T A V G L
S H A M P O O E E D T
A S B O D Y S C R U B
D P S X K R A Z O R J
C O N D I T I O N E R
C N Q V B U B B L E S
V G Q B K S S C T M Q
W E E L I H R Z T M Q
```

PAGE 52

```
X E J S A N D W I C H
A C E R E A L W V B I
C C R P E K D G L U I
P N O O B A C O N R P
Y Y M W I M B O D R A
O Q E A C S K S S I N
C N L F L T S A N T C
D F E F V G J A S O A
D S T L G E P A N Q K
I S T E L P O K I T E
D X E S Q T H V P F S
```

PAGE 53

```
Z B L F S Q U O Q P F
I R U R P A S T A I N
M O Z R A J D F P Z O
A T W D G U T H A Z O
S H Q X H E S A L A D
G G Q P E S R O Q T L
F L D N T Q I J U E E
L N T Z T I C V F P S
N K E J I Y E G M S S
L M Z H O T D O G X I
J P T Z V G D R B C J
```

PAGE 54

```
V V P O R R I D G E W
R O A S T J C N Z R C
N I O J L B P I W Y T
N Z C B S F Y Z M X Z
H O M E L E T M X D I
N Z W N D U A Y A K S
W S J A C Y E M P I A
H L L T D Q L T A C O
C A A C R U A Q S G D
S T I R F R Y S T E W
O P L J D S T E A K T
```

PAGE 55

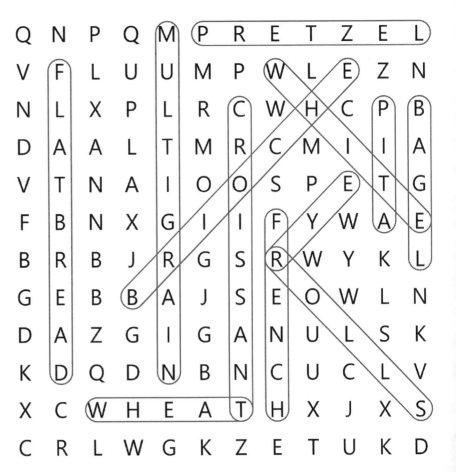

U X T D Z R K W B M M M
C U P C A K E N R D E
R I T H T P D E O H Z
I S C E S R K M W I N
N P P E R A Q L N H O
A U I S C O O K I E F
S D O E L R A A E K Q
J D A C C S E V G F M
L I L A E D W A F E R
B N F K C R Q D M W G
U G L E M O N B A R W

PAGE 56

Q N P Q M P R E T Z E L
V F L U U M P W L E Z N
N L X P L R C W H C P B
D A A L T M R C M I I A
V T N A I O O S P E T G
F B N X G I I F Y W A E
B R B J R G S R W Y K L
G E B B A J S E O W L N
D A Z G I G A N U L S K
K D Q D N B N C U C L V
X C W H E A T H X J X S
C R L W G K Z E T U K D

PAGE 57

```
S H O P P I N G C A R T
I N L B P N Q B H N D S
O P J A N S J T C U F A
S N A I S L E U G M P S
R C H E C K O U T V A H
M G U D S G R P C W S E
A Q M A P F I G A P J L
J T B E B E B U S T Z V
D M T N C U A G H E M E
Q R D E F H G S I G N S
U F R E G I S T E R T V
W R C D S K M H R F X C
```

PAGE 58

```
V R V J C Y G Q P W J
E B Z M N D M I H P S
P R O D U C E Q I G G
R E I J I S A L Y H E
I A Z Q H B T P I X S
U D T P B E A U T Y E
H N W I N E A L M G A
X J K T A R I L B R F
M K O S P I R I T S O
P K E B S Q O R H O
S A F J W Q N O A K D
```

PAGE 59

```
L D Q N M G X X R Z V
V L S K Y G L C L D C
D C N O Z Z L E Q I A
G A Z H V P U M P S R
T H Z O E F C U S P D
X J X W I I K M T E R
M U B E C U R Q A N E
F F K T A J H M T S A
F F E I R F O H I E D
J S P F Y L S T O R E
O W Q M E T E R N Y R
```

PAGE 60

```
L X U M D Q G W Z G H S
V O L U M E D O W N G S
V B C A M E R A B E C O
O V Z K E Y B O A R D L
S P E A K E R D T K G A
V O L U M E U P T H C T
C J I N S B Y M E N U A
P E W X P W H Z R X K K
D A C V Q I F I Y M R B
W M I C R O P H O N E Q
A P P L I C A T I O N S
Z T F D Y J T Z U A O Y
```

PAGE 61

```
A  O  W  U  Y  X  L  F  A  M  Q  I
R  E  F  R  I  G  E  R  A  T  O  R
A  T  Y  F  D  R  Y  E  R  Y  V  E
S  C  M  K  K  O  V  E  Y  H  E  M
T  L  H  D  V  P  N  Z  I  Z  N  I
N  W  S  W  A  S  H  E  R  L  W  C
C  K  A  I  C  Y  L  R  A  Z  E  R
N  W  E  D  U  T  W  C  N  A  D  O
C  F  P  P  U  A  M  Q  G  H  K  W
Z  H  I  G  M  B  M  N  E  H  Q  A
B  D  I  S  H  W  A  S  H  E  R  V
J  B  Q  J  Z  C  G  P  C  Z  W  E
```

PAGE 62

```
M  T  H  Y  M  E  H  T  S  Q  Z
Q  W  G  I  N  G  E  R  V  P  B
F  R  K  J  O  R  E  G  A  N  O
U  Q  W  C  I  N  N  A  M  O  N
M  Y  P  E  P  P  E  R  Y  M  I
D  B  A  Z  Q  A  D  L  G  S  O
B  W  P  E  V  R  R  I  T  I  N
S  S  R  S  O  S  Q  C  O  J  X
N  R  I  U  L  L  Z  H  Z  D  H
T  A  K  A  E  E  S  S  Z  W  J
E  U  A  T  X  Y  S  A  L  T  K
```

PAGE 63

```
X  T  B  A  N  K  N  O  T  E  U
J  L  A  V  B  G  U  M  R  S  B
R  I  D  P  O  G  C  I  Y  U  S
P  J  X  M  G  W  N  R  W  N  O
B  U  T  A  A  E  S  R  I  G  Z
H  F  R  N  R  I  G  O  T  L  A
W  L  U  S  K  B  C  R  E  A  C
C  N  O  T  E  P  A  D  J  S  O
D  P  X  W  Y  V  U  G  R  S  X
H  S  C  I  S  S  O  R  S  E  M
W  Y  B  A  R  W  Z  I  W  S  J
```

PAGE 64

```
R  C  R  E  D  I  T  C  A  R  D
Y  A  W  A  L  L  E  T  M  O  F
A  L  W  P  E  N  C  I  L  V  K
S  E  A  A  J  R  C  S  O  A  F
Q  N  T  P  U  E  B  S  A  K  X
U  D  C  C  T  M  W  U  A  J  Q
J  A  H  C  V  O  D  E  M  A  T
U  R  Q  P  H  T  P  S  L  P  C
O  B  Q  O  Q  E  N  O  I  R  B
L  N  E  W  S  P  A  P  E  R  Y
I  L  L  I  A  K  X  O  X  C  X
```

PAGE 65

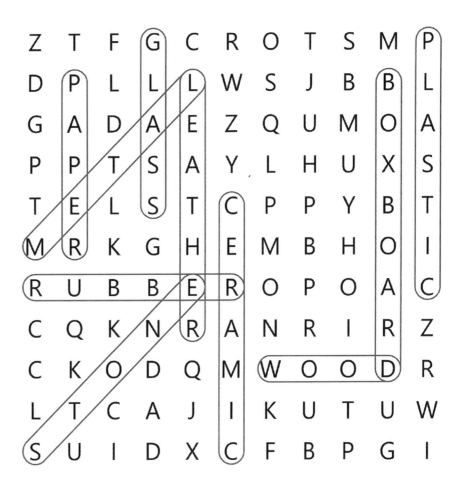

PAGE 66

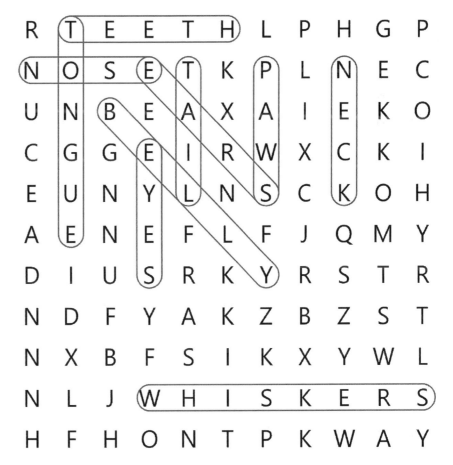

PAGE 67

```
I  I  H  I  T  C  O  U  R  W  J  R
O  T  L  T  A  F  K  H  U  M  W  X
O  V  S  M  F  B  I  P  O  F  T  D
K  W  H  E  H  D  W  U  Z  A  V  Y
T  H  E  I  R  W  R  J  A  K  Y  I
C  B  H  S  M  Y  X  L  T  H  E  M
T  J  Y  Y  E  O  O  C  H  H  H  L
N  I  E  X  L  U  B  U  E  E  L  W
J  Q  I  U  Q  Y  A  W  Y  R  R  Y
M  L  U  D  Z  N  M  X  A  O  F  O
Y  O  T  X  V  X  S  K  K  O  U  U
M  L  P  J  M  L  S  K  H  I  S  R
```

PAGE 68

```
X  Z  V  Y  B  E  N  C  H  H  S  M
V  Q  W  S  E  W  L  O  I  N  K  L
B  T  D  Q  A  C  S  F  S  I  K  I
C  A  B  I  N  E  T  F  A  O  U  E
R  B  O  O  K  S  H  E  L  F  N  A
D  L  W  G  T  T  L  E  C  S  X  R
T  E  K  O  U  O  C  T  O  J  V  M
M  I  S  Z  X  O  Q  A  C  W  X  C
C  F  Y  K  H  L  D  B  V  S  C  H
B  N  N  J  P  B  U  L  Z  O  I  A
I  G  W  P  O  Y  P  E  T  F  B  I
N  N  F  U  H  B  K  C  H  A  I  R
```

PAGE 69

```
A  B  I  L  L  S  O  4  0  1  K  E
D  U  H  N  P  I  T  S  W  P  S  J
Y  D  B  Q  G  M  B  O  H  V  N  I
P  G  T  G  A  X  P  Y  S  I  O  N
Q  E  V  X  R  E  R  R  A  N  D  S
J  T  N  K  O  O  W  W  J  V  A  U
C  S  C  S  J  S  C  U  N  E  R  A
Q  Q  O  A  I  R  R  E  O  S  T  R
S  S  R  K  G  O  Q  Z  R  T  A  N
K  B  V  O  T  I  N  G  D  I  X  C
F  T  V  A  O  N  U  K  D  N  E  E
B  L  E  M  U  Z  N  P  Z  G  S  S
```

Circled words: BILLS, 401K, ERRANDS, VOTING, INVESTING, TAXES, INSURANCE

PAGE 70

```
Q  P  O  D  U  N  T  X  U  D  S  D
L  C  L  A  O  N  D  H  V  R  V  R
M  J  P  G  J  N  L  B  I  I  B  E
C  I  L  H  M  F  U  E  Q  N  U  A
Q  G  Q  T  D  C  K  K  I  K  K  D
F  Q  B  X  F  R  N  D  C  W  X  A
I  E  P  J  L  Y  E  V  S  A  K  R
D  P  G  F  K  W  A  I  S  L  E  P
W  P  M  V  Z  F  T  A  L  K  F  K
A  F  D  Y  D  K  H  U  E  R  U  N
V  M  F  H  S  M  I  L  E  U  V  A
T  S  G  T  Y  K  Q  A  P  W  I  O
```

Circled words: DRINK, READ, WALK, AISLE, TALK, RUN, SMILE

Made in the USA
Middletown, DE
11 June 2025

76844502R00062